DU TRAITEMENT

DES

TUMEURS ÉRECTILES

PAR LES

FILS CAUSTIQUES

DU

Docteur LOCQUIN

Chirurgien adjoint des hospices civils de Dijon

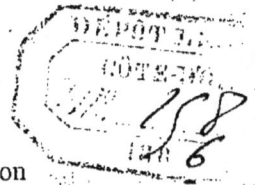

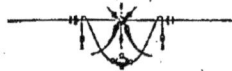

DIJON

IMPRIMERIE R. AUBRY, RUE BOSSUET, 15

—

1886

DU TRAITEMENT

DES

TUMEURS ÉRECTILES

PAR LES

FILS CAUSTIQUES

DU

Docteur LOCQUIN

Chirurgien adjoint des hospices civils de Dijon

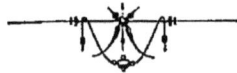

DIJON

IMPRIMERIE R. AUBRY, RUE BOSSUET, 15

—

1886

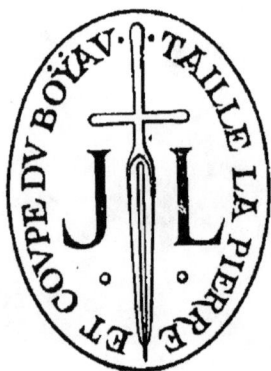

A LA MÉMOIRE

DE MON AMI LE DR CAMUSET

DU TRAITEMENT

des

TUMEURS ÉRECTILES

Par les fils caustiques

———————

INTRODUCTION

Les divers procédés qui ont été employés dans le traitement des tumeurs érectiles peuvent être ramenés à deux méthodes distinctes :

La première, que j'appellerai *destructive*, enlève complètement la tumeur. Et dans ce but, tous les procédés d'exérèse ont été employés, suivant les cas : l'instrument tranchant, la ligature en masse ou par sectionnement, le fer rouge, l'écrasement linéaire, les caustiques, etc.

Elle expose aux hémorrhagies, laisse des cicatrices profondes et souvent très étendues et ne s'applique pas à toutes les régions.

La seconde, qu'on pourrait nommer *conservatrice*, a pour but, non de détruire complètement

la tumeur, mais d'apporter dans son tissu des
modifications telles, que celui-ci se rapproche
autant que possible de la texture des portions
de peau qui l'avoisinent.

Elle comprend : la compression, les applica-
tions topiques : astringentes ou coagulantes, la
vaccination superficielle ou profonde, les sétons
soit au moyen d'aiguilles fines, soit avec des fils
imprégnés de liquides médicamenteux.

Tous ces procédés ont eu des succès qu'on
s'est empressé de publier, et probablement, si je
m'en rapporte à ma pratique, de nombreux in-
succès sur lesquels il était inutile d'attirer l'at-
tention du public.

Cependant, le drainage par les sétons, y com-
pris la vaccination profonde de Nélaton, qui n'est
rien autre chose, me paraît être celui qui a donné
le plus de résultats complets et durables.

C'est à cet ordre de procédés qu'appartient
celui qui fait l'objet de ce petit travail.

Transformer une masse rougeâtre ou violacée,
érectile sans enveloppe contentive, qui se gon-
fle et se distend sous l'influence de l'effort et des
cris, gagne en étendue et menace à chaque
instant de se rompre; en un tissu cicatriciel, in-
colore, tendant à se resserrer et à s'effacer de

plus en plus, est assurément le résultat le plus désirable que l'on puisse se proposer d'obtenir.

Pour cela il faut oblitérer les vaisseaux nombreux et variqueux qui, avec quelques éléments dissociés du derme, constituent toute la tumeur. L'expérience a démontré que les injections coagulantes, surtout celles au perchlorure de fer, étaient souvent insuffisantes et quelquefois dangereuses, et que le meilleur moyen d'oblitérer les vaisseaux était de produire dans toute la masse une inflammation de bonne nature, assez limitée pour ne pas amener de nécrose, mais assez étendue pour produire dans les cavités vasculaires des dépôts de lymphe plastique qui interrompent la circulation.

HISTORIQUE

Il est un caustique qui donne bien cette inflammation dont je viens de parler, c'est la pâte de Canquoin. Il est facile à manier et à modeler, il ne fuse pas. Il produit des eschares dont on peut régler presque mathématiquement l'épaisseur. Leur chute laisse une surface finement granulée, ferme, n'ayant pas de tendance à saigner, imper-

méable aux substances septiques et se guéris-
sant rapidement.

Maisonneuve, qui a lancé dans la thérapeutique
la pâte au chlorure de zinc dont le docteur Canquoin faisait quelque mystère (1), a, dans sa *Cli-
nique chirurgicale*, tome II (1864), proposé, sous
le nom de *cautérisation centrale*, de détruire
certaines tumeurs superficielles, sans compro-
mettre la peau qui les recouvre, comme les gan-
glions du cou, de l'aisselle, de l'aine. Mais il ne
nomme pas les tumeurs érectiles. C'est le profes-
seur Hergott, de Strasbourg, qui, le premier, a

---

(1) Les origines de la Pâte de Canquoin sont assez curieu-
ses. Elles m'ont été racontées par une personne qui les
tenait du docteur Canquoin lui-même, mort il y a quelques
années à Dijon. Celui-ci exerçait la médecine dans une cam-
pagne des environs de Paris. Un jour, en traversant un vil-
lage, il fut interpellé par le maréchal-ferrant un peu vété-
rinaire qui lui indiqua la recette suivante : Pour détruire
les verrues, les végétations et certaines productions char-
nues, prenez de l'acide muriatique, faites-y dissoudre
du zinc jusqu'à refus, et mélangez-y de la farine pour en
faire une pâte que vous mettez sécher à une douce chaleur.
Vous appliquez un morceau de cette pâte sur la partie que
vous voulez faire disparaître.

La leçon ne fut pas perdue. Le docteur étudia les pro-
priétés de la pâte en question, puis il vint à Paris, lança
la réclame du *Cancer sans opération* et s'en fit cinquante
mille livres de rente.

appliqué à cette espèce de tumeur la cautérisation *sous-cutanée*, par la pâte de Canquoin.

Sa méthode a été exposée dès 1868, devant la société de Médecine de Strasbourg, puis dans un article de la *Gazette médicale* de cette ville, reproduit par la *Tribune médicale*, du 26 avril 1868.

Le *Journal de Médecine et de Chirurgie* (année 1871, art. 9045), en donne une description très complète. Elle consiste à drainer la tumeur avec des *vermicelles* de pâte au chlorure de zinc. On traverse de distance en distance la tumeur avec un petit trocart dans la canule duquel on glisse une de ces petites flèches arrondies et on laisse celle-ci en place en retirant la canule. Le procédé que j'emploie n'est qu'une modification du précédent. Il a l'avantage de simplifier beaucoup le manuel opératoire, ce qui est très important lorsqu'on opère sur des enfants, et donne les mêmes résultats. Cette modification consiste à traverser la tumeur avec des fils recouverts d'une couche plus ou moins épaisse de pâte au chlorure de zinc. Pour cela une simple aiguille à suture suffit.

PRÉPARATION DES FILS

La fabrication des fils demande un certain tour de main. Mon savant ami Mercier, pharmacien à Dijon, a bien voulu me communiquer le procédé qu'il emploie. Des fils de lin, d'une longueur de 15 centimètres environ, sont trempés dans une solution concentrée de chlorure de zinc chaude, aux deux tiers de leur longueur. Lorsqu'ils sont bien imprégnés et légèrement gonflés on les recouvre de farine de blé. On les roule ensuite avec la paume de la main sur une plaque chaude absolument comme pour la fabrication des cierges de cire. On leur en donne, du reste, la forme conique en amincissant graduellement la couche de pâte vers l'extrémité libre du fil. Si cette couche n'est pas assez épaissse on trempe de nouveau le fil dans la solution et dans la farine. Les fils bien arrondis et bien réguliers sont ensuite desséchés dans un lit de farine chauffée au bain-marie à une température de 90 à 100 degrés et conservés dans un flacon sec.

MODE D'EMPLOI

On doit se servir d'une aiguille solide ayant un corps arrondi assez long, droite autant que possible, ou d'une courbure s'adaptant exactement à celle de la région sur laquelle on opère. La partie tranchante ne doit pas faire une plaie plus large que la circonférence du corps et celui-ci doit être de la même dimension que la partie moyenne du fil.

L'aiguille, armée de son fil et solidement fixée sur le porte-aiguille est plantée dans la base de la tumeur à un millimètre du bord de la peau saine et portée directement de l'autre côté, de façon à ressortir à la même distance. Il est nécessaire d'éviter les tâtonnements, ce qui n'est pas toujours facile à cause des mouvements de l'enfant et de ne pas faire de fausses routes dans l'épaisseur de la tumeur. La Pâte en se liquéfiant pénètre dans celles ci et produit des eschares qui peuvent arriver jusqu'à la surface. L'aiguille saisie par sa pointe est ensuite tirée lestement jusqu'à ce que le fil serré dans la plaie ferme exactement les deux orifices. Il s'échappe à peine quelques gouttes de sang.

A quelle distance faut-il placer le second fil? L'expérience a démontré qu'une couche de pâte de Canquoin d'un millimètre d'épaisseur produit une eschare d'un millimètre de profondeur et une zône d'inflammation de même dimension à peu près. Il faudra donc placer le second fil à une distance telle que les deux zônes d'inflammation se touchent par leurs bords, ce qui est facile en se réglant sur l'épaisseur du fil. On place ainsi autant de fils qu'il est nécessaire pour atteindre les bords de la tumeur. Cette première série de fils placée, on les croise par une autre série perpendiculaire à la première et passant un peu au-dessus. Il m'arriva une fois de passer au travers d'un des premiers fils. Je ne m'en aperçus qu'au moment de les enlever. Cette petite manœuvre se fit sans difficulté en faisant tendre les deux bouts du premier pendant que je retirais le second. Les fils sont ensuite coupés à une petite distance des trous de pénétration. Si l'aiguille et les fils ont été bien choisis, il s'écoule très peu de sang qu'on étanche avec un linge sec et non avec une éponge mouillée. La douleur, assez vive au moment de l'opération, ne paraît pas se prolonger bien longtemps. Dès le lendemain, la tumeur est dure et chaude et ne se distend plus sous l'influence des cris et des efforts. Les jours suivants la suppuration s'établit sur le trajet des fils et vient se concréter au niveau des trous de sortie sous forme de croûtes. Au fur et à mesure que les fils deviennent mobiles, on les retire; les trajets fistuleux se ferment très vite et la tumeur se retracte peu à peu en perdant sa couleur violacée.

Il est évident que la peau ne recouvre pas à ce niveau toute sa fermeté et tout son poli. Elle reste d'autant plus molle que la tumeur était plus spongieuse; sa surface est comme réticulée, mais tout cela est peu apparent et constitue une difformité très acceptable.

Ce procédé convient surtout dans les cas où une perte de substance doit être évitée. C'est-à-dire lorsque le nævus siége à la face.

La douleur ne paraît pas très vive et ne dure pas plus de vingt à trente minutes.

Je l'ai employé cinq fois avec un égal succès, sans avoir eu à constater aucun accident. Mes confrères le docteur Gautrelet et le docteur Bourgeot, d'Arc-sur-Tille, en ont obtenu aussi d'excellents résultats.

OBSERVATIONS

I

Une petite fille de huit mois portait une tumeur artérielle, siégeant à la racine du nez et s'étendant : en haut entre les deux sourcils, et latéralement au voisinage des angles de l'œil. Je l'avais traitée successivement, sans obtenir de résultat, par la compression et la vaccination profonde de Nélaton. Sa surface, très amincie, menaçait à chaque instant de se rompre. Je passai trois fils en long et quatre en travers, de l'épaisseur d'un millimètre et demi, qui me paraît la plus convenable. La tumeur disparut très rapidement après avoir subi les modifications indiquées plus haut. J'ai revu l'enfant deux ans après; la cicatrice était très peu apparente.

II

Chez une petite fille de quinze mois pour une tumeur artérioso-veineuse de la joue, un peu moins large qu'une pièce de cinq francs. La guérison fut obtenue d'un seul coup.

III

Pour une petite tumeur artérielle, grosse comme une framboise, proéminant sur la bosse frontale gauche d'une fillette de deux ans.

IV

Pour une tumeur artérioso-veineuse s'étendant sur toute l'arcade sourcilière d'un petit garçon de dix-huit mois.

V

Le docteur Bourgeot a employé ce procédé pour une tumeur de la région mastoïdienne, de la dimension d'une pièce de deux francs. Il passa seulement trois fils en long. Il resta un point non guéri. L'application d'un dernier fil compléta l'obturation de la tumeur.

VI

Dans le cas du docteur Gautrelet, la tumeur siégeait en avant du sternum et présentait de grandes dimensions. La guérison fut aussi obtenue avec une seule application de fils.

Mèches caustiques

J'ai fait aussi préparer, par MM. Mercier et Faillot, des mèches caustiques qui paraissent devoir donner d'excellents résultats dans la cautérisation des trajets fistuleux. Ces mèches sont souples et assez fermes cependant, pour être enfoncées seules, à la façon d'un stylet. J'ai pu obtenir avec une mèche de ce genre montée sur une ficelle à fouet, la cautérisation des parois et la cicatrisation d'un trajet fistuleux de la région fessière résultant de l'ouverture d'un kyste à grains riziformes et dont la profondeur n'était pas inférieure à 12 centimètres. La mèche retirée au bout de 24 heures entraîna, avec elle les débris des parois de la poche, et la cicatrisation se fit très rapidement.

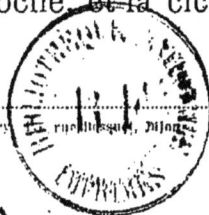

Imp. Raymond Aubry, rue Chaussier, Dijon.

130